Innime Righteous

RISCOS PARA A SAÚDE OCUPACIONAL E DOENÇAS DOS PINTORES

Innime Righteous

RISCOS PARA A SAÚDE OCUPACIONAL E DOENÇAS DOS PINTORES

ScienciaScripts

Imprint

Cover image: www.ingimage.com

This book is a translation from the original published under ISBN 978-620-4-19718-0.

Publisher:
Sciencia Scripts
is a trademark of
Dodo Books Indian Ocean Ltd., member of the OmniScriptum S.R.L Publishing group
str. A.Russo 15, of. 61, Chisinau-2068, Republic of Moldova Europe
Printed at: see last page
ISBN: 978-620-4-07451-1

Tabela de Conteúdos

Abstrato

O trabalho analisou os perigos para a saúde ocupacional e as doenças dos pintores. O trabalho de pintura inclui a aplicação de tinta em superfícies, design e decoração que expõe os pintores a riscos para a saúde. Os perigos para a saúde incluem perigos físicos como queda de altura, perigos químicos como inalação de fumos e outras substâncias ao pintar, perigos biológicos tais como picadas de insectos, cobras e exposição a outros organismos vivos, perigos mecânicos/ergonómicos tais como falhas em ferramentas/locais de trabalho ou perturbações músculo-esqueléticas e perigos psicossociais tais como ameaças, bullying e assim por diante. O documento também revelou que a exposição a perigos no local de trabalho sem o uso de roupas de proteção pessoal muitas vezes levam a doenças ocupacionais como silicose, asbestose, entre outras. Moreso, as medidas de segurança para os pintores foram revistas, entre as quais o uso de PPW's e ventilação adequada. Também foram feitas recomendações de que os pintores devem aderir estritamente ao uso de PPW's apropriados durante o trabalho. Também a Organização Standard da Nigéria (SON) que é o principal órgão regulador da indústria da pintura deve trabalhar em parceria com as Associações de Pintores para organizar seminários e workshops para pintores e pintores da indústria da pintura para educá-los sobre os riscos de saúde associados ao seu trabalho e as medidas de segurança a adoptar de modo a permanecerem vivos durante o trabalho.

Palavras-chave: Perigos, pintores, ocupação e uso de proteção pessoal, Exposição, riscos à saúde ocupacional, doença ocupacional.

Citação: Umor, A., Righteous, I & C.E. Elechi (2021). Riscos para a saúde ocupacional e doenças dos pintores

Introdução

A pintura é uma ocupação que envolve a aplicação de tinta, pigmento, cor ou outros materiais semelhantes a líquidos a uma superfície sólida. É também a arte ou habilidade de usar a cor, a tinta, seja em um quadro ou como embelezamento e design. É a arte de cobrir uma superfície com tinta. É retratar alguém ou algo ou produzir um quadro com tinta. É também a exibição de uma marca ou signatário simbolizando algo. É o uso de cores, pigmentos ou substâncias semelhantes a líquidos para fazer arte visual. O aumento da população humana tem levado ao aumento da aquisição de propriedades. As pessoas adquirem estas propriedades e dão beleza ou atracção ao que adquiriram, desde casas, edifícios, obras de arte, carros e assim por diante. Aí vem a necessidade de pintores. Os pintores são categorias de trabalhadores que aplicam tintas e outros acabamentos decorativos em superfícies interiores e exteriores de edifícios, desenhos, quadros e outras estruturas. Os pintores são um grupo de indivíduos de alto risco frequentemente expostos a riscos profissionais com pouca ou nenhuma restrição quanto à duração ou frequência da exposição a riscos profissionais. Achalu 2019, afirmou que os efeitos negativos do trabalho na saúde constituem a base para a saúde ocupacional, tanto os perigos passados como os presentes no ambiente de trabalho podem ameaçar a saúde e o bem-estar do trabalhador. Esta ameaça pode resultar em perturbações físicas, mentais, comportamentais e até mesmo na morte. Certas condições de trabalho estão associadas a certos problemas de saúde, doenças ou perigos.

Uma ocupação é o que se faz para viver. Significa o que se faz para ganhar a vida ou para ganhar a vida. Inclui, portanto, comércio, vocação, carreira, emprego ou trabalho (Onumbu, 2018).

Riscos para a saúde ocupacional de acordo com Onumbu, 2008 em Onumbu 2018 são perigos no local de trabalho ou relacionados ao trabalho, condições ou sistemas que têm o potencial de causar stress, lesões ou perdas para o trabalhador, empregadores ou ambos, e até mesmo visitantes também. Estes incluem stress, más condições de trabalho, medo de vitimização, insegurança no trabalho, falta de pagamento de salários e atrasos no pagamento de salários/salários, falta de satisfação no trabalho, más relações humanas na organização.

Doença profissional são aquelas doenças que afectam exclusivamente os trabalhadores que estão expostos aos riscos específicos relacionados com o seu trabalho. Estas doenças profissionais são causadas por sectores ou perigos no ambiente de trabalho, o que significa que existe uma relação directa de causas e efeitos entre os perigos profissionais e a doença (Achalu, 2000).

Segurança é a condição de estar livre, de ferimentos, danos, danos ou perdas (de vidas e bens) e ter certeza de que os danos não emanarão ou evoluirão em um ambiente. Prashar e Bansal (2009) atacaram que, no contexto de uma indústria, a segurança e a economia estão intimamente relacionadas. Se os trabalhadores estiverem mentalmente assegurados de que estão trabalhando em uma organização livre de perigos e acidentes, suas vidas e membros estão seguros de todas as maneiras possíveis, os trabalhadores serão motivados a desempenhar suas funções de maneira eficiente e qualificada em um ambiente de trabalho seguro. Para que os pintores estejam seguros no seu trabalho, precisam de praticar a segurança com o uso de PPW's e outras medidas de segurança.

As roupas de proteção pessoal são roupas ou coisas que os trabalhadores usam para cobrir e proteger-se de ferimentos, acidentes, perigos ou danos. Achalu, 2019 optou por que usados para equipamentos de proteção são dispositivos de itens usados para proteger as partes do corpo contra acidentes e doenças. Exemplos disso são a máscara nasal, luvas de mão, capacete, bota de segurança, respirador e assim por diante.

As doenças do trabalho podem afectar qualquer órgão do corpo, causando alterações patológicas. A natureza e o estado do trabalho determinam o tipo e a natureza dos problemas de saúde ocupacional prevalecentes em um determinado ambiente de trabalho. Isto é importante para educar os trabalhadores sobre os perigos de uma determinada ocupação, bem como sobre os problemas de saúde a ela associados. O processo de trabalho, os produtos e mesmo os subprodutos podem constituir um risco para a saúde dos trabalhadores e da vizinhança imediata.

Deveres comuns dos pintores

Os pintores aplicam tinta, manchas e revestimentos, em papéis para paredes e tectos em superfícies, aplicam primários ou seladores, pintam máquinas, artigos e estruturas, removem e substituem as tampas de tomadas e interruptores, instalam andaimes, preenchem furos e fissuras, preparam superfícies lixando-as até um acabamento liso, incluindo o uso de ferramentas manuais e eléctricas. Os pintores trabalham na indústria da construção civil, residências, oficinas, empresas e instituições e em alta exposição a adesivos, selantes, tintas e amianto.

Riscos de saúde ocupacional dos pintores

Os trabalhadores são expostos a diferentes tipos de perigos nos locais de trabalho. Há milhares de perigos ocupacionais aos quais homens e mulheres estão expostos durante o trabalho. Achalu 2019, definiu perigo como qualquer coisa que possa causar danos à vida e à propriedade enquanto o resultado é o dano que resulta de um perigo descontrolado. Moreso, um perigo é qualquer coisa, situação, algo, condição ou um processo que tem a capacidade de causar danos, ferimentos, doenças, morte por incapacidade ou trauma psicológico. De acordo com Amanze & Agu (2014), os perigos no local de trabalho podem colocar em risco a saúde do trabalhador, especialmente aqueles que ignoram tais perigos. Prashar & Bansal (2010) opinou que um risco ocupacional é uma condição potencial que pode ser convertida em um evento (acidente). Além disso, Asuzu (1994) afirmou que um perigo é qualquer substância, processo ou situação que predisponha ou que, por si só, cause acidente ou doença. Gupta (2010) apresentou três definições clássicas de perigo. Ele afirmou que um perigo é algo que tem o potencial de causar danos. Esse dano pode afetar a propriedade e os processos das pessoas da seguinte forma:

- Pessoas - lesão, doença, morte, trauma psicológico
- Propriedade - danos, contaminação, roubo e desperdício
- Processos - interrupção do trabalho e interrupção da produção.

Um perigo é qualquer prática, comportamento ou condição ou combinação destes que possam causar ferimentos ou doenças a pessoas ou danos materiais.

- Uma condição ou prática insegura que pode causar um ferimento ou doença a um empregado e que é evitável.

Achalu (2000) identificou uma ligação entre perigo, acidente e doença. A exposição ao perigo pode aumentar o risco de acidente que, por sua vez, pode levar a infecção, incapacidade ou doença. A infecção ou doença emergente torna-se uma fonte de perigo para outras pessoas.

Onumbu (2008) também concordou que os perigos ocupacionais "no local de trabalho ou no trabalho - relacionar perigos, condições ou sistemas têm o potencial de causar stress, lesões ou perdas para o trabalhador, empregadores ou ambos. Achalu (2019) declarou ainda que os perigos para a saúde ocupacional são responsáveis por causar doenças, ferimentos e acidentes de trabalho.

Os riscos de saúde ocupacional dos pintores podem ser agrupados sob os seguintes pontos

i. **Riscos físicos**: Os perigos físicos são aqueles que podem ser vistos ou sentidos, incluem ruído, luz, altas e baixas temperaturas, vibrações, radiações ionizantes, inclinações, tropeções e quedas (Achalu, 2019). Além disso, Gupta (2010) submeteu que o efeito resultante da exposição a perigos físicos inclui perda auditiva temporária ou permanente, danos aos vasos sanguíneos e nervos, cãibras de calor, exaustão, derrame cerebral, mordida pelo gelo, hipotermia, câncer e deficiência visual. Os pintores são confrontados com perigos físicos como trabalhar em altura e cair de alturas, objectos a cair sobre eles, trabalhar em espaços confinados, baixa disponibilidade de oxigénio como resultado do calor, escorregamentos, tropeções e quedas enquanto pintam, prolongamento da posição de pé que pode resultar em piscina de sangue levando a desmaios, má elevação manual de objectos que podem levar a lesões músculo-esqueléticas, exposição ao calor e radiação ultravioleta do sol, perigo eléctrico por trabalhar perto de linhas de energia eléctrica vivas, equipamento ou fios nus que podem levar à electrocussão.

ii. **Perigo químico**: Os perigos químicos ocorrem basicamente de substâncias químicas e podem tomar a forma de sólidos, líquidos, vapores, gases, poeiras, fumos e fumos. Suas rotas de entrada no corpo incluem inalação, absorção e ingestão (Amanze & Agu, 2014). Prashar e Bansal (2009) observaram que os trabalhadores podem sofrer de doenças respiratórias, infecções de pele, alergias, distúrbios neurológicos e reprodutivos como resultado da exposição a riscos químicos, todos eles desastrosos e que muitas vezes encurtam a expectativa de vida. Os pintores são um desses trabalhadores que são expostos a produtos de pintura, solventes, chumbo, amianto, substâncias tóxicas por causa da aplicação de tintas em superfícies. As tintas contêm solventes voláteis, amianto, crómio diclorobenzeno, óxidos de chumbo, tolueno, xileno, compostos alifáticos, cetonas, álcoois, ésteres, agentes neutralizantes, biocidas, pigmentos que podem ser classificados como orgânicos e inorgânicos (Bentley & Turner, 1998, Stoye & Freitag, 1998, Brock et al, 2000;

Smith, 2002) e fornecer cor, opacidade e brilho. As tintas também contêm propriedades corrosivas, corantes, resinas e óleos como óleo de rícino, óleo de coco, etc. (Oyarzun, 2000, Brock et al, 2000). Durante a mistura da tinta, aplicação em superfícies, preenchimento de buracos e fissuras, estas substâncias na tinta penetram nos pintores por inalação dos fumos, pó, absorção de gases através da pele e ingestão durante o trabalho e encontram o seu caminho para as correntes de sangue e pulmões quando não há uso de dispositivos de segurança ou protecção causando problemas de saúde graves como distúrbios respiratórios, cancro dos pulmões, cancro da bexiga urinária, leucemia infantil como resultado da exposição materna, cancros linfo-hematopoiec, mesotelioma, asbestose, silicose, alveolite alérgica, asma (Koge-Vinas et al, 2003). A exposição ocupacional como pintor é cancerígena para os seres humanos e a exposição a longo prazo pode levar à morte.

iii. **Risco biológico**: Os riscos biológicos são seres vivos como plantas e animais, agentes microbianos que causam doenças como insectos, vírus, leveduras, esporos, parasitas e fungos, doenças bacterianas e virais (Achalu, 2019). Prashar e Bansal 2009 afirmaram que riscos biológicos como vírus, fungos e outros organismos vivos podem causar infecções agudas e crônicas ao entrar no corpo através de quebras na pele ou mordidas. Os pintores trabalham às vezes em lugares úmidos, áreas cobertas com gramíneas, ambientes sujos e podem ser expostos a insetos como mosquitos, moscas tsé-tsé, moscas do som e répteis como cobras. Moreso, bactérias, vírus, fungos do ambiente podem entrar no seu corpo por inalação, picadas, comer ou beber em tal ambiente que causam doenças infecciosas, erupções cutâneas, respostas alérgicas.

iv. **Risco mecânico/ergonómico**: Perigos mecânicos/rgonómicos são perigos que têm a ver com o desenho da ferramenta de trabalho, falha de uma máquina, componente devido a desenho defeituoso, montagem defeituosa, materiais defeituosos, falta de reparação e manutenção (Prashar & Bansal, 2009). Moreso, Achalu 2019 submeteu que os perigos ergonômicos têm a ver com a posição do corpo em relação à tarefa de trabalho, por exemplo, má postura, desajuste entre homem e máquina, levantar objetos pesados, esticar o corpo, torcer o corpo e mau posicionamento do corpo, tudo o que os pintores fazem. Os perigos ergonómicos estão associados a perturbações músculo-esqueléticas (MSD) e a movimentos extenuantes repetidos ou à elevação.

Risco psicossocial:

Estes estão relacionados com factores psicológicos e sociais do trabalho que afectam a saúde, tais como a organização do trabalho e as relações no trabalho, estilos de liderança, má comunicação e participação dos trabalhadores, insegurança, stress psicológico, burnout, pressão de trabalho, tédio, doença mental e fadiga (Achalu, 2019). Exemplos de riscos psicossociais para os pintores incluem o trabalho em altura, luzes brilhantes, sons altos do ambiente. Amanze e Agu (2014) afirmaram que o perigo ergonômico emana do design e da organização do trabalho, incluindo a relação homem-máquina. Amanze e Agu (2014) têm uma forte visão de que os riscos psico-sociais estão associados ao estado de espírito dos trabalhadores. Pode resultar de uma unidade de comando e relacionamento defeituoso. Estas questões no local de trabalho podem incluir: violência de e fora do

organização, bullying que pode incluir abuso emocional e verbal, gritaria, assédio sexual do qual os pintores não são excluídos, intimidação, stress, alguns deles são abusados enquanto trabalham para os seus empregadores que afectam o seu estado de espírito e podem levar a tensão, hipertensão, tensão arterial elevada, ansiedade, desmoralização, baixa produtividade e assim por diante.

Doenças ocupacionais dos pintores

O ambiente de trabalho não-ducutivo é uma ameaça à saúde e ao bem-estar dos trabalhadores. A natureza, a situação e as condições de trabalho determinam o tipo e a natureza dos problemas de saúde prevalecentes numa determinada ocupação. O processo e a subprodução do trabalho podem igualmente constituir problemas de saúde para os trabalhadores. Os perigos no local de trabalho podem afetar os órgãos do corpo, levando a mudanças patológicas que podem ameaçar a saúde e o bem-estar dos trabalhadores. Tais ameaças podem resultar em mudanças físicas, mentais, sociais e comportamentais e até mesmo na morte (Achalu, 2000).

As doenças profissionais são aquelas que são induzidas por um perigo no ambiente de trabalho e raramente ocorrem na ausência de uma exposição no local de trabalho. Por outro lado, as doenças profissionais são aquelas que não são necessariamente causadas por uma exposição específica no local de trabalho, mas que podem ser agravadas por ela (Asuzu, 1994). Bansh et al (2005) também opinaram que uma doença ocupacional é qualquer doença crônica que ocorra como resultado do trabalho ou de uma atividade ocupacional. É tipicamente identificada quando se mostra que é mais prevalente num determinado grupo de trabalhadores do que na população em geral ou em outra população de trabalhadores.

Os pintores estão expostos a uma vasta gama de substâncias que podem constituir uma ameaça para as suas vidas. Algumas das doenças associadas aos pintores são doenças pulmonares como a asbestose (trabalhando com amianto), silicose, alveolite alérgica, mesotelioma (câncer de pulmão), asfixia ocupacional.

Riscos à Saúde para os Pintores

Os pintores muitas vezes lidam com uma série de riscos à saúde enquanto estão no trabalho. Desde subir escadas altas a inalar fumos potencialmente perigosos, os pintores não estão pouco familiarizados com a tomada de riscos para a saúde. A exposição a certos solventes, aditivos, pigmentos e outros materiais que podem conter amianto pode potencialmente levar os pintores a desenvolver problemas sérios de saúde, incluindo doenças pulmonares e certos cancros. Enquanto os novos materiais são agora à base de água e, na sua maioria, contêm produtos químicos seguros, os pintores trabalham frequentemente em edifícios e casas que ainda contêm materiais mais antigos e tóxicos.

Quando os pintores aceitam um trabalho, não é raro que eles lixem, tirem tinta existente e trabalhem em torno de outros tipos invasivos de construção. Nestas situações, não importa se o pintor usa ou não uma tinta segura, ele ou ela está exposto aos materiais existentes naquele edifício. Os edifícios mais antigos, ou aqueles com construção mal regulada, podem conter produtos químicos tóxicos ou materiais repletos de amianto. Quando os pintores são expostos regularmente a este tipo de condições de trabalho, as chances de desenvolver doenças pulmonares ou câncer são realmente altas.

A inalação de fumos, gases, pó e outras partículas pode ser extremamente irritante para os pulmões, podendo por vezes penetrar nas máscaras de segurança e outros equipamentos de protecção. De acordo com um estudo publicado no Journal of Occupational and Environmental Medicine, os pintores da indústria da construção civil foram expostos a altos níveis de pó de tinta contendo vestígios de materiais perigosos como chumbo, cromato de zinco e outros pós inorgânicos.

Os pintores podem desenvolver as seguintes doenças pulmonares:

Asbestose

Silicose

Alveolite alérgica

As pesquisas também sugerem que os pintores enfrentam um risco muito maior de desenvolver câncer devido à sua exposição a certas toxinas durante o trabalho. O Registro Sueco de Câncer descobriu que os pintores e lacadores enfrentam um risco significativamente maior de desenvolver câncer de pulmão. Além disso, o desenvolvimento de mesotelioma, um câncer agressivo, também é muito possível se os pintores forem expostos a produtos que contenham fibras de amianto. Todos os trabalhadores que manuseiam regularmente produtos químicos potencialmente perigosos, ou que estão expostos a fumos tóxicos, devem usar sempre equipamento de protecção. Se você notar qualquer falta de ar, tosse persistente, dor no peito ou outras irregularidades associadas ao sistema respiratório, procure m A pintura pode ser um trabalho potencialmente perigoso, expondo os indivíduos a uma série de riscos à saúde, tais como solventes, aditivos, pigmentos e outros materiais tóxicos que podem conter amianto e levar a sérias condições e problemas de saúde. Doenças pulmonares e outros tipos de câncer podem se desenvolver devido a esta exposição. Apesar dos novos materiais serem agora à base de água e geralmente conterem produtos químicos seguros, os pintores trabalham frequentemente em edifícios e casas que ainda contêm produtos químicos mais antigos e muito mais tóxicos.

Mesmo nos casos em que os pintores usam tintas seguras, não é raro que eles lixem, tirem tinta existente ou trabalhem com ou em torno de outros tipos invasivos de construção, o que significa que ele ou ela pode ser exposto a materiais tóxicos que estão presentes naquele edifício. Se um pintor é exposto regularmente a este tipo de condições, as chances de ele ou ela desenvolver doenças pulmonares ou câncer são incrivelmente altas.

Muitos desses vapores, gases, poeira e outras partículas tóxicas são capazes de penetrar em máscaras de segurança e outros equipamentos de proteção, colocando os pintores em risco mesmo quando tomam precauções de segurança. Em um estudo publicado no Journal of Occupational and Environmental Medicine, foi revelado que os pintores da indústria da construção civil foram expostos a altos níveis de poeira de tinta que continham vestígios de materiais perigosos, tais como chumbo, cromato de zinco e outras poeiras inorgânicas, atenção médica imediata.

Milhares de compostos químicos são utilizados em produtos de pintura como pigmentos, extensores, aglutinantes, solventes e aditivos. Os pigmentos azóicos que contêm 3,3'- diclorobenzidina são comuns, embora as aminas aromáticas livres não estejam presentes em quantidades significativas. O amianto foi utilizado como carga até o início dos anos 90. Os principais solventes orgânicos utilizados em tintas são tolueno, xileno, compostos alifáticos, cetonas, álcoois, ésteres e éteres glicólicos. Hoje em dia, as tintas de base solvente contêm muito menos solventes - e solventes menos perigosos - do que há uma década atrás. Em alguns casos, o conteúdo de solventes é reduzido a tal ponto que as quantidades de compostos orgânicos voláteis (COVs) liberados da tinta são similares às das tintas à base de água.

Vários produtos químicos perigosos (incluindo benzeno, ftalatos (plastificantes), cromo e óxidos de chumbo) foram reduzidos ou substituídos em tintas em alguns países, embora ainda sejam utilizados noutros. O uso crescente de tintas de base aquosa e revestimentos em pó tem promovido esta tendência. Novas formulações contêm solventes de menor toxicidade, biocidas e agentes neutralizantes, tais como aminas.

Pigmentos e enchimentos

As tintas podem conter pigmentos, corantes e cargas. Os pigmentos e cargas perigosas, especialmente substâncias à base de cromato ou chumbo, são cada vez mais substituídos por outros compostos, apesar de muitos dos novos produtos terem um desempenho inferior na protecção anticorrosiva ou propriedades mecânicas das camadas de tinta. Muitas tintas para uso industrial ou individual são isentas de chumbo e cromato, especialmente na Europa Ocidental, mas a situação é extremamente diversificada e complexa em todos os países do mundo.

(a) Pigmentos

Os pigmentos podem ser classificados como inorgânicos e orgânicos (Bentley & Turner, 1998; Stoye & Freitag, 1998; Brock et al., 2000; Smith, 2002) e são geralmente adicionados em proporção considerável (3-60% em peso) às formulações de tintas para proporcionar cor, opacidade e brilho. Os pigmentos também afetam a viscosidade, fluxo, tenacidade, durabilidade e outras características físicas ou químicas do revestimento (por exemplo, propriedades protetoras contra corrosão). O diâmetro das partículas de pigmento é geralmente inferior a 3 gm, mas para um desempenho especial o tamanho das partículas pode ser de até 15 ou 20 gm (Oyarzun, 2000).

Actualmente, o pigmento mais utilizado nas tintas é o pigmento branco dióxido de titânio, TiO2 (IARC, 2010b). Ocorre em duas formas diferentes de cristal - rutilo e anátase - com propriedades de cor distintas. A estrutura cristalina rutilo tem uma opacidade quase

25% maior do que a forma anatase. Devido à sua inércia química, brancura extrema, excelente poder de cobertura e ausência de toxicidade em relação ao chumbo branco, o dióxido de titânio é o componente predominante na fabricação de tintas brancas, representando 90% de todos os pigmentos no mercado mundial. O pigmento preto mais importante nas tintas é o negro de fumo (carbono microcristalino, 10-40 nm, grafite-similar), que pertence aos pigmentos inorgânicos (Buxbaum & Pfaff, 2005; IARC, 2010b).

Na década de 1960, havia provavelmente mais de 200 pigmentos orgânicos diferentes usados em tintas. Na época, os pigmentos azóicos como o Amarelo Benzidina eram considerados como tendo uma toxicidade relativamente baixa, e eram amplamente utilizados. Estes pigmentos têm solubilidade relativamente baixa, e embora sejam baseados na amina aromática 3,3'-diclorobenzidina, a amina livre não é facilmente biodisponível. Três pigmentos à base de 3,3'-diclorobenzidina foram comumente usados em acabamentos arquitetônicos em meados dos anos 60. A benzidina foi utilizada como base para a tinta-pigmento pirazolona maroon (IARC, 2010c). As aminas aromáticas livres utilizadas na síntese de pigmentos azóicos podem ser encontradas em quantidades vestigiais como impurezas. As aminas aromáticas 4-aminobifenilo, benzidina, 2-naftilamina e 2-metil-4-cloroanilina [4-cloro-orto-toluidina] foram encontradas em pigmentos azóicos (IARC, 2010c).

(b) Corantes

Os corantes, ao contrário dos pigmentos, são solúveis em meio de pintura. Os corantes são utilizados apenas em poucos casos ou produtos, porque proporcionam muito menos estabilidade a longo prazo contra a luz e outras influências. Exemplos de uso de corantes são em corantes de madeira transparente (Zollinger & Iqbal, 2003), e como corantes transparentes em revestimentos de automóveis (Streitberger & Dossel, 2008).

Aglutinantes (resinas)

A parte "veículo" das tintas contém componentes colectivamente denominados "aglutinantes" ou formadores de película. Quase todos os aglutinantes das películas de tinta modernas são compostos por materiais poliméricos, como resinas e óleos de secagem, cujas principais funções são fornecer dureza, brilho e adesão superficial da película, bem como resistência da película às influências climáticas, poluentes do ar que estimulam a corrosão através da atmosfera, ácidos, álcalis e outros agentes (Stoye & Freitag, 1998; Brock et al., 2000; Muller & Poth, 2006). Uma grande variedade de ligantes ou resinas naturais e sintéticas, na sua maioria sintéticas, têm sido utilizadas em tintas.

(a) Resinas e óleos naturais

Goma-laca e exsudações de insetos são oleorresinas naturais que são usadas em tintas há séculos. Outra resina natural útil é o breu (colofónia), que é obtido como um resíduo após a destilação da oleorresina de pinheiro para a produção de terebintina. Os óleos vegetais e de peixe são utilizados há muito tempo como aglutinantes em tintas e vernizes tradicionais. O óleo de linhaça branca tem sido o óleo mais importante nas pinturas exteriores normais, apesar da sua taxa de secagem relativamente lenta. Outros óleos importantes incluem óleo de rícino, óleo alto, óleo de soja, óleo de coco, óleo de algodão, óleo de tungue e vários óleos de peixe (Brock et al., 2000).

(b) Resinas sintéticas

Uma grande variedade de resinas sintéticas está disponível

comercialmente desde o início dos anos 1900. As que têm sido mais frequentemente utilizadas em tintas, vernizes e lacas incluem resinas à base de celulose, resinas fenólicas, alquídicas, vinílicas, acrílicas e metacrílicas, resinas de poliéster e poliuretano, derivados de borracha clorada, estireno-butadieno e óleos de silicone. As misturas de resinas sintéticas fornecem propriedades características que não podem ser obtidas de uma única resina.

Enquanto a quantidade de resina na tinta varia, concentrações de 20-60% por peso não são incomuns.

Solventes

Desde o início do século XIX, o número de solventes em tintas aumentou consideravelmente para abranger uma ampla gama de destilados de petróleo e alcatrão de carvão, álcoois, ésteres, cetonas, glicóis, éteres e ésteres de glicol sintético (principalmente derivados de etileno), e derivados de propilenoglicol, bem como uma grande variedade de misturas destas classes químicas. A escolha do solvente depende de propriedades como a polaridade adequada, possibilidade de ligação de hidrogênio, volatilidade e pressão de vapor, efeitos de resfriamento durante a atomização, tensão superficial, viscosidade, ponto de fulgor, inflamabilidade e - mais e mais importante - falta de efeitos fisiológicos adversos. Na Europa Ocidental, os derivados do monoetilenoglicol (etilenoglicol) foram removidos de muitas formulações desde os anos 80. Desde 1990, o uso do estireno tem sido restringido pela legislação da União Européia. Revestimentos à base de água geralmente requerem solventes solúveis em água como éteres glicol (butil glicol), n-butanol ou, menos comumente, N-metil-pirrolidona.

Aditivos são definidos como produtos químicos que têm uma função específica ou conferem uma propriedade especial a tintas ou revestimentos. Estão presentes em baixas concentrações (geralmente 0,1-5% em peso) e incluem tensioactivos e agentes dispersores, secantes, agentes reológicos, plastificantes, biocidas, agentes anti-espuma, agentes antiespuma (desespumantes), inibidores de corrosão, estabilizadores de luz (UV) e catalisadores (Stoye & Freitag, 1998; Brock et al., 2000). Muitos aditivos são adaptados aos novos sistemas de pintura pela modificação dos produtos existentes e não pelo desenvolvimento de novos produtos.

(a) Surfactantes e aditivos dispersantes

Os tensoactivos aniónicos, catiónicos, anfotéricos ou não-iónicos são utilizados em tintas como dispersantes de pigmentos (tanto em sistemas não aquosos como aquosos), agentes emulsionantes, colóides protectores, agentes molhantes e agentes antiespuma. Os dispersantes utilizados em tintas não aquosas incluem lecitina, naftenato ou octoato de zinco ou cálcio, oleatos, ácido oleico, poliuretanos, poliamidas e outros produtos químicos. Os dispersantes em tintas aquosas incluem polifosfatos, pirofosfatos, sais de ácidos arialquil-sulfônicos e sais de ácidos policarboxílicos, por exemplo, ácido poliacrílico (Oyarzun, 2000; Muller & Poth, 2006). Os tensioactivos utilizados em tintas de base aquosa incluem estearato de alumínio, éteres de celulose, polidimetil siloxanos, polietileno, fosfatos de metais alcalinos e sulfosuccinato de sódio dioctilo.

Uma variedade de outros agentes tensio-activos são adicionados às tintas para controlar o fluxo, nivelamento, flacidez, assentamento e viscosidade. Estes incluem óleos de mamona hidrogenados, lecitina, sabões metálicos (por exemplo, linoleatos, palmitatos e estearatos), argilas montmorilonite tratadas, géis de óleo peptizado, ésteres de poliol, resinas de siloxan-poliéster, sílicas e soluções de sabão (Brock et al., 2000; Muller & Poth, 2006). Óleos minerais e siloxanos especialmente modificados são usados como agentes antiespuma.

(b) Secadores

Os secantes (siccativos) utilizados em tintas de base solvente e aquosa contendo polímeros insaturados são principalmente sais metálicos - chumbo, cálcio, cobalto, manganês, zircônio, vanádio, bário, zinco, cério e lantânio - de ácido naftênico, ácido tall-oil, ácido 2-etil-hexanólico e ácido neodecanóico, geralmente em concentrações que variam de 0,3 a 0,8% (Brock et al., 2000). Os secadores à base de cobalto são os mais utilizados comercialmente como catalisadores ativos, tanto em sistemas de secagem ao ar quanto em sistemas de cura por calor. Outros secadores contendo metal servem como auxiliares e são geralmente utilizados em combinação com secadores à base de cobalto e de manganês. Os produtos contendo chumbo foram em tempos os principais secadores auxiliares, mas a legislação que limita a quantidade de chumbo utilizada em revestimentos praticamente eliminou o seu uso durante o período 1990-2000 (IARC, 2006). Os substitutos mais adequados para o chumbo são os compostos de zircônio, cálcio e cobalto-zircônio (Muller & Poth, 2006).

(c) Aditivos reológicos

As propriedades reológicas de um material de revestimento influenciam o seu ótimo desempenho durante a aplicação ("bom fluxo sem gotejamento"), bem como a sua vida útil de armazenamento. Colóides hidrofílicos solúveis em água que são usados como aditivos reológicos incluem agentes como goma arábica, goma tragacanto, amido, alginato de sódio, metilcelulose, hidroxietilcelulose, álcool polivinílico, caseinato de amônio, derivados de poliuretano e poliacrilatos. Sais acrílicos, caseína e compostos derivados de celulose são amplamente utilizados em tintas acrílicas, enquanto os principais espessantes para tintas de estireno-butadieno são proteínas solúveis em álcali (por exemplo, proteínas de soja). A metilcelulose e a hidroxietilcelulose são espessantes comuns para tintas de acetato de polivinil (Brock et al., 2000).

Os agentes utilizados em tintas à base de água e solventes como aditivos reológicos não derivados da celulose incluem copolímeros de anidrido maleico, cargas minerais, tais como attapulgite coloidal (IARC, 1997), argilas montmorilonite de magnésio tratadas, ácido silícico pirogénico (SiO2), produtos naturais (e.g. ácido algínico, caseína e proteína de soja), poliacrilamidas, sais de ácido poliacrílico e copolímeros de emulsão acrílica reticulada (Brock et al, 2000).

(d) Plastificantes

Os plastificantes são geralmente adicionados em quantidades de até cerca de 2% em peso e incluem dibutil-, dietil-, dietilhexil- e dioctilftalatos. Em menor extensão, os plastificantes também contêm ésteres de baixo peso molecular de ácido adípico e sebácico, fosfato de tributila e óleo de rícino. Resinas de poliéster, incluindo resíduos maleicos, sulfonamidas, fosfato tri-orto-cresílico e difenilos clorados, são usados ocasionalmente (Stoye & Freitag, 1998).

(e) Biocidas (fungicidas, conservantes e assassinos de míldio)

As tintas à base de água contêm substâncias orgânicas e representam um meio de crescimento ideal para fungos, algas e bactérias. Com o reduzido conteúdo de monómeros residuais e solventes orgânicos (que muitas vezes têm acção antimicrobiana), existe um maior risco de contaminação microbiana nas novas formulações. O crescimento de microorganismos no revestimento ou subsequentemente no filme pode ser reduzido ou mesmo evitado pela adição de biocidas químicos à tinta em concentrações abaixo de 1% em peso (Brock et al., 2000; Schwartz & Baumstark, 2001).

Os conservantes In-can protegem a tinta contra o crescimento microbiano durante a produção, transporte e armazenamento. As substâncias comumente utilizadas para este fim são formaldeído - agora cada vez menos comuns - e seus produtos de reação com álcoois, aminas e amidas, assim como compostos N,S-heterocíclicos como isotiazolinonas e cloroacetamida (Brock et al., 2000). Os conservantes in-film, que também abrangem aditivos antivegetativos em tintas marinhas, protegem a tinta aplicada contra o ataque de bactérias, fungos, algas ou musgos. As substâncias atualmente em uso para este fim incluem vários produtos químicos contendo S e N, compostos cíclicos como ditiocarbamatos, derivados de tioftalimida, derivados de benzimidazol e compostos trialkyl, bem como substâncias ecologicamente nocivas, como compostos orgânicos de mercúrio (Brock et al., 2000).

(f) Agentes antideslizantes

Os agentes antiespumantes são adicionados às tintas para retardar a formação da pele na superfície do revestimento líquido, seja em latas fechadas ou abertas, sem retardar a secagem do produto. Os principais agentes antiespumantes são as oximas (por exemplo, metiletil cetoxima, butiraldoxima, ciclohexanona oxima) e os derivados de fenol (metoxifenol, ortoaminofenol, poli-hidroxifenol). Pequenas quantidades de cresóis, guaiacol, hidroquinona (IARC, 1999), isobutoxisafrol e lignocol também têm sido usados como agentes anti-peles.

Inibidores de Corrosão

Os inibidores de corrosão podem ser divididos em pigmentos inorgânicos e inibidores orgânicos (Brock et al., 2000). Os pigmentos contendo chumbo vermelho e cromato são quimicamente e eletroquimicamente ativos. Os pigmentos que contêm chumbo vermelho ainda são utilizados em sistemas anti-corrosão pesados, pois possuem excelentes propriedades de proteção. Alguns cromatos de zinco ainda são essenciais para a proteção do alumínio em aeronaves. Os pigmentos anticorrosivos contendo chumbo e cromato estão sendo cada vez mais substituídos por fosfatos (zinco, cromo(III), alumínio, cálcio e fosfatos de magnésio). Os primers de zinco-pó são amplamente utilizados na proteção de estruturas de aço. O hematita pigmento sintético micáceo de óxido de ferro (Fe2O3) actua através de um mecanismo físico, principalmente pelo efeito de barreira da sua estrutura cristalina (plaquetas). O composto mais importante no grupo de inibidores orgânicos é o sal de zinco do ácido 5-nitroftálico.

(g) Amianto

No início do século XX, o amianto era utilizado como enchimento para melhorar as propriedades técnicas

das tintas, especialmente as utilizadas em estaleiros e pontes rolantes

. As tintas podem ter contido até cerca de 20% de amianto, em peso.

O

uso diminuiu após cerca de 1950, embora as tintas ou revestimentos

com texturas especiais tenham continuado a

ser amplamente utilizados na decoração de casas até o início dos

anos 90. Estas26

As tintas continham aproximadamente 5% de amianto crisotila por peso (Williams et al., 2007).

(h) Nanopartículas

O uso de 0,5-5% (p/p) de nanopartículas (10-100 nm) melhora notavelmente as propriedades das camadas de tinta em termos de resistência a riscos, dureza, brilho, estabilidade climática, e propriedades de reticulação e endurecimento. As nanopartículas estão presentes como partículas únicas apenas no momento da fabricação. Elas aumentam em tamanho efetivo por aglomeração e por absorção de polímeros e agentes tensoativos na sua superfície. Durante a secagem da tinta, as partículas continuam a aglomerar-se e são incorporadas irreversivelmente na matriz polimérica.

Exposição humana

Os trabalhadores da indústria da pintura estão potencialmente expostos aos produtos químicos encontrados nos produtos de pintura durante a sua aplicação e remoção. A exposição ao diclorometano ocorre durante a decapagem da tinta de superfícies de madeira e metal. O diisocianato está presente em alguns aglomerantes e é liberado durante a pintura. A sílica é utilizada na preparação de superfícies antes da pintura. Como espectadores durante as atividades de construção ou demolição, os pintores também podem ser expostos ao amianto ou à sílica cristalina. Durante a aplicação da tinta, os trabalhadores são expostos principalmente a solventes, enquanto que a remoção mecânica da tinta leva principalmente à exposição a pigmentos e cargas. No passado, a exposição a substâncias perigosas excedia freqüentemente os limites atuais de exposição profissional, mas os níveis de exposição geralmente diminuíram ao longo do tempo.

A exposição, tanto por inalação como por contato com a pele, ocorre especificamente em operações que envolvem manuseio manual durante a preparação da tinta, tais como pesagem de ingredientes (pigmentos, extensores, resinas, aditivos), carregamento dos mesmos em equipamentos de mistura, adição de solventes em moinhos e equipamentos de limpeza (misturadores, moinhos, reatores, chaleiras, tanques, filtros). A exposição adicional a solventes ocorre durante o desbaste, tingimento e sombreamento, durante as operações de enchimento e durante a filtragem dos vernizes. A cozedura de vernizes pode produzir emissões de vários aldeídos como acroleína, fenol, cetonas, glicerina e ácidos gordos, bem como poeiras ou vapores de anidridos maleicos, ftálicos e fumáricos durante o carregamento de chaleiras. A produção de revestimentos em pó pode ser associada à exposição significativa ao pó de resina em pó, pigmentos, agentes de cura e outros aditivos. Na fabricação de revestimentos curáveis por radiação, podem ocorrer exposições a monômeros como o acrilato de etila, outros acrilatos, e fotoiniciadores. Embora a inalação e contato cutâneo sejam as principais rotas de exposição, a ingestão relacionada a hábitos pessoais de trabalho constitui outra rota potencial de entrada.

A bio-monitorização dos trabalhadores expostos a tintas mostrou níveis elevados de compostos de tintas ou seus metabolitos no sangue e na urina. A selecção e utilização adequada de equipamento de protecção pessoal pode reduzir substancialmente a absorção, embora os pintores geralmente não usem respiradores ou luvas.

As principais substâncias a que os trabalhadores podem estar expostos estão listadas na Tabela 1.1. Os estudos quantitativos de exposição ocupacional nas principais profissões de pintura estão resumidos no IARC (2010a).

Como indicado acima, o uso de 0,5-5% (p/p) de nanopartículas (10-100 nm) melhora notavelmente várias propriedades da tinta. Como estas partículas se aglomeram e se incorporam irreversivelmente na matriz polimérica, os pintores não são expostos a nanopartículas isoladas como tal. Uma vez que as nanopartículas são fabricadas por fabricantes especiais e vendidas como chorume aquoso ou de base solvente devido ao seu forte potencial de aglomeração, os trabalhadores no fabrico de tintas não entram em contacto com nanopartículas (Aitken et al., 2006).

A exposição ocupacional como pintor foi classificada como um carcinógeno do Grupo 1 na Monografia IARC Volume 47 (IARC, 1989), baseada num risco aumentado de câncer de pulmão, e reafirmada na Monografia Volume 98 (IARC, 2010a), baseada também no risco aumentado de mesotelioma e câncer de bexiga. O recente

O grupo de trabalho observou que havia poucas evidências, baseadas principalmente em estudos de exposição materna, que a pintura está associada à leucemia infantil. As evidências epidemiológicas sobre a exposição profissional como pintor não permitiram a identificação do agente cancerígeno específico na tinta.

Asbestose

Este é o resultado direto da exposição ao amianto. Esta condição irrompe quando as partículas de amianto são inaladas, absorvidas ou ingeridas e se instalam nos pulmões, causando uma irritação e criação de tecido cicatricial que faz com que os pulmões endureçam, restringe o fluxo de ar e, em última instância, dificulta a respiração e gera uma tosse seca. A asbestose é também uma doença pulmonar crônica de longa duração causada pela inalação de fibras de amianto que causam cicatrizes nos tecidos (Mayo Clinic, 2019).

Sintomas comuns de asbestose

Os sintomas da asbestose e seu efeito de exposição de longo prazo normalmente não aparecem até 10-40 anos após a exposição inicial. Estes sintomas incluem dificuldade em respirar, falta de ar, tosse seca persistente, sons de rachar que acompanham a respiração, fadiga, dor ou aperto no peito, perda de apetite, perda de peso, pontas de dedos e dedos dos pés que parecem mais largos e redondos do que formais (tosse por taco) (Mayoclinic, 2019).

Tratamento da Asbestose

Um pintor que tenha sido diagnosticado com asbestose deve parar imediatamente de trabalhar ou exposição a asbestose e deixar de fumar se fumar. Não há cura para ela atualmente, mas os tratamentos são projetados para aliviar os sintomas, que podem incluir terapia e cirurgia com oxigênio ou respiração suplementar. O oxigênio suplementar é fornecido por tubos plásticos finos com dentes que cabem nas narinas ou tubos finos conectados a uma máscara usada sobre o nariz e a boca enquanto a cirurgia envolve um transplante pulmonar para casos graves (Mayo Clinic, 2019).

Silicose

Esta é uma forma de doença pulmonar ocupacional causada pela halação do pó de sílica cristalina. É uma forma de pneumoconiose que afecta as pessoas que trabalham com sílica sob a forma de quartzo encontrado na areia, pedra de areia, ardósia, argila, granito e minérios. (Amanze & Agu, 2014). Os pintores são trabalhadores que estão expostos ao pó de sílica. A silicose também é uma doença pulmonar que geralmente acontece em empregos onde os trabalhadores respiram pó de sílica que é um cristal minúsculo encontrado na areia, rocha ou minérios minerais como o quartzo. É também uma doença de longo prazo que se acumula nos pulmões e nas passagens respiratórias. Leva a tecidos cicatrizados que dificultam a respiração. Começa a apresentar sintomas de 2 a 10 anos após a exposição ao pó de sílica e pode ser aguda, crônica ou acelerada, dependendo do ano de exposição.

Sintomas de silicose

Os sintomas incluem inflamação e cicatrização sob a forma de lesões nodulares dos pulmões, falta de ar, tosse, febre e cianose (pele azulada), febre, perda de apetite, perda de peso, falta de ar, dores no peito (OMS, 2000).

Tratamento para Silicose

A silicose é uma doença permanente e sem cura. As opções de tratamento actualmente disponíveis centram-se no alívio dos sintomas e na prevenção de qualquer progresso das condições. Estas incluem: parar a exposição adicional à sílica transportada pelo ar, pó de sílica e outros irritantes pulmonares, incluindo o fumo do tabaco, supressores de tosse, antibióticos para infecções bacterianas pulmonares, fisioterapia torácica, transplante pulmonar para substituir os pulmões danificados (Wagner, 1997).

Alveolitis/ pneumonite alérgica

Esta é uma doença rara do sistema imunitário que afecta os pulmões. É uma inflamação dos espaços aéreos (alvéolos) e das pequenas vias respiratórias (bronquíolos) dentro do pulmão, causada pela hipersensibilidade à inalação de pós e bolores orgânicos (Quirce et al

2016).

Sinais e sintomas de alveolitis/ Pneumonite alérgica

Os sinais e sintomas de alveolite/pneumonite alérgica incluem febre, calafrios, tosse, aperto no peito, dispneia, erupção cutânea, inchaço da cabeça, perda de peso, fadiga (Quirce et al, 2016).

Tratamento para Alveolite Alérgica/ Pneumonite

O tratamento para a alveolite alérgica é evitar o alergénio provocador, pois a exposição crónica pode causar danos permanentes. Corticosteróides como a prednisolina podem ajudar a controlar os sintomas (UCSF medical center, 2018).

Mesotelioma

Este é o câncer do mesotélio, uma membrana que se alinha dentro dos pulmões, abdômen ou tórax. É uma doença que está associada à exposição ao amianto em tintas ou ambiente de trabalho. É inalado absorvido ou ingerido e leva a sérios problemas de saúde (Schuz et al, 2000).

Sintomas do Mesotelioma

Os sintomas só aparecem normalmente 20 a 50 anos após a exposição inicial ao amianto. Os sintomas incluem falta de ar, dor no peito, perda de peso, inchaço e dor no abdômen, anormalidades de coagulação do sangue, obstrução intestinal, anemia, febre, dificuldades de deglutição ou inchaço do pescoço ou rosto.

Tratamento para Mesotelioma

O tratamento padrão para mesotelioma são cirurgia, radiação e quimioterapia (Amanze & Agu 2014). Cirurgia que é a remoção do câncer, radiação que é o uso de raios X de alta energia e outros tipos de radiação para matar células cancerosas e quimioterapia que envolve o uso de medicamentos para parar o crescimento de células cancerosas pela boca ou injeções.

Ocupação Asfixia

De acordo com Morales- Brown (2020), a asfixia ocorre quando o corpo não recebe oxigénio suficiente. Isto prejudica a respiração normal e pode fazer com que a pessoa fique inconsciente. Também pode levar à morte. É a falta de oxigênio para o cérebro e pulmões que pode resultar em inconsciência e morte.

Causas da asfixia ocupacional

As causas podem variar, mas geralmente ocorrem devido a lesões, respiração de produtos químicos ou bloqueio das vias aéreas. Algumas causas mais específicas de asfixia incluem asma, estrangulamento, objetos estranhos, asfixia química por afogamento. (Morales- Brown, 2020) Trabalhar em espaços confinados onde não há ventilação também pode causar asfixia.

Sintomas de asfixia ocupacional

Os sintomas incluem falta de ar ou dificuldade em respirar, frequência cardíaca lenta, rouquidão, dor de garganta, confusão, perda de consciência, hemorragias nasais, alterações visuais, perda de audição, uma pessoa com asfixia também pode ter lábios azuis ou uma ligeira tonalidade azul na pele. Isto é devido aos baixos níveis de oxigénio no sangue. (Morales-Brown, 2020).

Tratamentos asfixia

Alguns tratamentos para asfixia incluem a citação dos resultados cardiopulmonares (RCP) e a terapia comoxigênio. Durante a oxigenoterapia, uma pessoa usa ou uma máscara sobre a sua nariz e boca ou apenas um tubo no nariz. A máscara ou tubo é fixado a um cilindro que fornece ar contendo mais oxigênio do que o normal.

Medidas de prevenção de doenças profissionais

Os pintores devem usar PPW's necessários antes do seu noivado no trabalho. Posteriormente, outras práticas de higiene pessoal devem ser feitas para evitar a transferência para regiões respiratórias através das mãos (Onumbu, 2018). Moreso, a exposição a substâncias perigosas deve ser reduzida (Amanze & Agu, 2014). +

Medidas gerais de prevenção de doenças profissionais

Amanze e Agu (2014) indicaram três estratégias gerais de prevenção que podem ser adotadas na prevenção de doenças ocupacionais, que são as seguintes Prevenções primárias, secundárias e terciárias.

Prevenção primária: A prevenção primária é alcançada através da redução do risco de doença. Isto é conseguido através da redução da magnitude da exposição a substâncias perigosas. As consequências para a saúde também são reduzidas. Outros métodos são a redução da exposição que incluem o uso de equipamentos de proteção individual e a rotação dos trabalhadores através de áreas onde os perigos estão presentes para reduzir a dose para cada trabalhador.

Prevenção secundária: A prevenção secundária é feita através da identificação de problemas de saúde antes que eles se tornem clinicamente aparentes e intervindo para limitar os efeitos adversos do problema. Também é chamada de vigilância ocupacional e o pressuposto subjacente é que a identificação precoce dará um resultado favorável.

Prevenção terciária: A prevenção terciária é feita através da minimização dos efeitos clínicos adversos sobre a saúde de uma doença ou exposição. O objetivo da prevenção terciária é limitar os sintomas, o desconforto, minimizar os danos ao corpo e maximizar a capacidade funcional.

Medidas de controlo de segurança para gerir os riscos de pintura

As medidas de controlo de segurança são as seguintes:

1. Aprenda os procedimentos corretos para trabalhar em altura, selecione uma plataforma de trabalho segura para o trabalho.
2. Evite posições corporais incómodas ou faça pausas frequentes.
3. Aprenda técnicas de elevação segura ou peça assistência quando necessário.
4. Manter distâncias seguras de equipamentos elétricos energizados ou linhas de serviços públicos.
5. Manter as áreas de trabalho livres de desordem e equipamentos.
6. Aprenda os procedimentos de segurança para trabalhar em espaços confinados.
7. Mantenha uma boa ventilação durante a pintura. A ventilação artificial pode ser necessária.
8. Uma boa iluminação deve ser providenciada em um espaço

confinado.

9. Usar roupa apropriada para os olhos, cobrir tudo, luvas de mão, respirador, calçado para os pés, etc.

10. Mantenha as ferramentas e equipamentos e suas características de segurança em bom estado de funcionamento.

Isto pode ser conseguido através da inspecção de rotina do ambiente de trabalho.

11. Os pintores devem verificar a Ficha de Dados de Segurança (FDS) da tinta ou do produto de revestimento para a selecção e utilização de protecção pessoal apropriada.

    equipamento e utilização segura do produto.

12. Proteja a sua área de trabalho com bandeiras de aviso e cones de trânsito ao trabalhar na estrada e linhas de trânsito.

13. Não realizar pintura por pulverização em tanques, túneis ou outros espaços confinados.

14. Use as escadas corretamente

15. Os andaimes não devem ser carregados em excesso da carga de trabalho a que se destinam

(Edet, 2019 & Canadian centre for occupational Health & Safety, 2021).

Sumário

Este trabalho analisou os perigos para a saúde ocupacional e as doenças dos pintores no que diz respeito à pintura, ocupação, riscos para a saúde ocupacional, doenças profissionais, vestuário de protecção pessoal, medidas gerais de prevenção de doenças profissionais e precauções de segurança para os pintores. O documento reviu a ocupação como os vários tipos de trabalhos/trabalho que as pessoas fazem para ganhar a vida. A pintura como a adição de cor ou qualquer substância líquida semelhante a uma superfície sólida, o risco para a saúde ocupacional como qualquer condição de processamento que representa uma ameaça para a vida dos homens/mulheres de trabalho no local de trabalho que pode ser física, biológica, química, mecânica, ergonómica ou psicossocial. Moreso, o documento revisou as doenças profissionais como aquelas que afetam exclusivamente os trabalhadores que estão expostos a riscos específicos relacionados ao seu trabalho. É necessário que os pintores usem PPW's, entre as quais se destacam a cobertura, máscaras para o nariz, botas de segurança, luvas de mão, respiradores e em breve. Além disso, os pintores devem posicionar as escadas adequadamente, ou usar as escadas onde puderem, manter uma boa ventilação enquanto trabalham e assim por diante e reduzir a exposição ao trabalho em locais que são altamente perigosos.

Conclusão

Com base na revisão deste documento, concluiu-se que os pintores são um grupo de trabalhadores de alto risco que estão expostos a riscos profissionais que representam uma ameaça às suas vidas e que devem usar PPW's, cumprir as regras de segurança e reduzir a exposição ao trabalho a substâncias perigosas se tiverem de permanecer seguros e viver muito tempo no trabalho.

Recomendações

Com base neste documento de revisão, foram feitas as seguintes recomendações:

1. Os pintores devem assegurar o cumprimento rigoroso do uso de PPW's apropriados durante o trabalho.
2. Os pintores devem reduzir o tempo de trabalho em um ambiente onde são utilizados materiais ou produtos com amianto.
3. Os pintores devem ter check-ups médicos regulares com a mesma frequência com que trabalham em tal ambiente.
4. A organização padrão da Nigéria (SON) que é o principal órgão regulador da indústria nigeriana de tintas e corpos de pintura como o Painters Guild of Nigeria deve colaborar para organizar

workshops e seminários para educar os pintores sobre os perigos associados ao trabalho e as medidas de segurança que eles podem adotar para se manterem seguros no trabalho.

5. As empresas fabricantes de tintas devem reduzir a percentagem ou quantidade de substâncias venenosas, tóxicas ou cancerígenas nas tintas de modo a reduzir a taxa ou o nível de efeito sobre a inalação, absorção ou ingestão no organismo.
6. As pessoas que contratam os serviços de pintores devem assegurar-se de que os pintores têm ou usam vestuário de protecção pessoal apropriado antes do início do trabalho.

Referências

Achalu, E. I. (2019). *Fundamentos de saúde e segurança no trabalho.* Simarch Nigeria Limited.

Achalu, E.I. (2000). *Saúde e segurança no trabalho.* Editoras Simarch.

Amanze, H.E. & Agu, B.N. (2014). *Conceitos em tecnologia de saúde e segurança no trabalho para profissionais de saúde e segurança pública.* Publicações Harey coy.

Asuzu, M. (1994). *Saúde e segurança no trabalho. African link books*

.

Bansh,P & Gupta, B.B., Spessert, R. & Vollrath L. (2005). *Componentes moleculares e mecanismo de transdução de sinal adrenérgico na glândula pineal de mamíferos;* regulação da síntese da melatonina. NISCAIR - CSIR.

Bentley, J & Turner, G.P.A (1998). *Introdução à química das tintas, 4ª ed..:* Champman & Hall.

Brock, T., Groteklaes, M., Mischke, P. (2000). *Manual Europeu de Revestimentos. 2ª edição.* Vincentz network.

Centro Canadense de Saúde e Segurança no Trabalho (2021). *SST Responde a ocupações e locais de trabalho Fichas técnicas .*

Edet, U. (2019). *Riscos de pintura e medidas de controle de segurança.* http://HSE- watch.com

Gupta, A.K. (2010). *Segurança industrial e meio ambiente.* Editoras científicas universitárias.

Tratamento da pneumonia de hipersensibilidade -condições e tratamentos - UCSF Medical Center 2018. www.ucsfhealth.org.

Koge Vinas, M., Mannetje, A. & Cordier, S. (2003). *Ocupação e cancro da bexiga entre os homens na Europa Ocidental.* Cancer, causes & control, 907914.

Clínica Mayo, (2019). Doença pulmonar relacionada ao amianto. (Adulto). Pergunte ao especialista em mayo.

Onumbu, I.C (2018). *Segurança nas minhas Dicas de Dedo: Uma sinopse das práticas internacionais de saúde e segurança no trabalho.* Editores do Open Brain.

Oyarzun, J. M. (2000). *Processamento de pigmentos.* Rede Vincentz.

Prashar, A. & Bansal, P. *(2009). Segurança industrial e meio ambiente.* S.K. Kataria & filhos.

Quirce, S., Vandeplas, O., Campo, P. (2016). *Pneumonite hiper-sensível ocupacional:* Um papel de posição da EAACI. 71(6):

765-790.

UCSF Medical Center (2018). https://www.ucsf.edu > notícias > 2018/08 > ucsf- medical.

Schuz, K., Kaletsch, U. & Meinert, R. (2000). *Risk of childhood leukemia and parental reported occupational exposure to chemicals dusts and fumes.* Resultados de análises combinadas de estudos de controle de casos baseados na população alemã. Epidemiologia do cancro, biomarcadores e prevenção. 9:835-838 [pub med].

Shraders & Associates L.L P. (2017). *Um risco de ocupação para os pintores.* www.shrader-law.com

Smith, H. M. (2002). *Pigmentos de alto desempenho.* Wiley-VCH.

Stoye, D. & Freitag, W. (1998). *Tintas de revestimento e solventes.* Wiley-VCH.

Wagner, G.R. (1997). *Asbestose e silicose.* Lanceta.

Organização Mundial da Saúde (2000). Folha de dados sobre silicose. www.who.int.

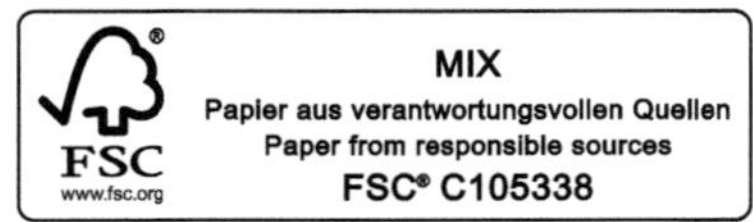

Printed by Books on Demand GmbH, Norderstedt / Germany